BEI GRIN MACHT SICH IHR WISSEN BEZAHLT

- Wir veröffentlichen Ihre Hausarbeit,
  Bachelor- und Masterarbeit

- Ihr eigenes eBook und Buch -
  weltweit in allen wichtigen Shops

- Verdienen Sie an jedem Verkauf

Jetzt bei www.GRIN.com hochladen und kostenlos publizieren

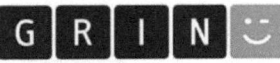

Jörg Warnke

Zur Epidemiologie und Versorgungssituation von zerebrovaskulären Erkrankungen

GRIN Verlag

Bibliografische Information der Deutschen Nationalbibliothek:

Die Deutsche Bibliothek verzeichnet diese Publikation in der Deutschen National-
bibliografie; detaillierte bibliografische Daten sind im Internet über http://dnb.d-
nb.de/ abrufbar.

Impressum:

Copyright © 2003 GRIN Verlag GmbH
Druck und Bindung: Books on Demand GmbH, Norderstedt Germany
ISBN: 978-3-638-67981-7

Dieses Buch bei GRIN:

http://www.grin.com/de/e-book/27470/zur-epidemiologie-und-versorgungssituation-
von-zerebrovaskulaeren-erkrankungen

GRIN - Your knowledge has value

Der GRIN Verlag publiziert seit 1998 wissenschaftliche Arbeiten von Studenten, Hochschullehrern und anderen Akademikern als eBook und gedrucktes Buch. Die Verlagswebsite www.grin.com ist die ideale Plattform zur Veröffentlichung von Hausarbeiten, Abschlussarbeiten, wissenschaftlichen Aufsätzen, Dissertationen und Fachbüchern.

Besuchen Sie uns im Internet:

http://www.grin.com/

http://www.facebook.com/grincom

http://www.twitter.com/grin_com

Hamburger Fern – Hochschule

Studiengang Pflegemanagement

Delmenhorst

Studienschwerpunkt

Gesundheitswissenschaft

PM – GEW – P11

Hausarbeit zum Themenkomplex

Zur Epidemiologie und Versorgungssituation von

Zerebrovaskuläre Erkrankungen

Frühjahrssemester 2003

von

Jörg Warnke

Abgabedatum: 23.08.2003

Einleitung   **3**

1   **Der zerebrale Insult**   **5**

1.1   Definition   5

1.2   Ätiologie der zerebrovaskulären Erkrankungen   5

1.3   Risikofaktoren   6

2   **Epidemiologie der Erkrankung**   **6**

2.1   Mortalität   6

2.2   Morbidität   7

2.2.1   Prävalenz   7

2.2.2   Inzidenz   8

2.3   Letalität   8

2.4   Fatalität   9

2.5   Epidemiologische Zusammenhänge   10

3   **Versorgungsstrukturen**   **11**

3.1   Prävention   11

3.2   Stationäre Versorgung   12

3.3   Rehabilitation   14

3.4   Ambulante Versorgung   16

3.5   Psychosoziale Aspekte   17

Schlussbetrachtung   **18**

Literaturverzeichnis

Tabellenverzeichnis

Abbildungsverzeichnis

Abkürzungsverzeichnis

Verzeichnis der Gesetze und Rechtsverordnungen

Einleitung

Während sich im Laufe des letzten Jahrhunderts der Schwerpunkt der epidemiolo-
gischen Studien auf den Bereich der chronischen Erkrankungen verlagerte, be-
schäftigte sich die Epidemiologie in seinen Anfängen mit übertragbaren Krankheiten und deren Bekämpfung. Die Epidemiologie ist „...die Wissenschaft von der
Entstehung, Verbreitung, Bekämpfung u. den sozialen Folgen von Epidemien,
zeittypischen Massenerkrankungen u. Zivilisationsschäden ... (Drosdowski1990,
223)." Sie untersucht Gesundheitsstörungen, krank machende Faktoren und deren
Verteilung in der Bevölkerung. Das dabei gewonnene Wissen dient der Kontrolle
von Gesundheitsproblemen und spielt deshalb insbesondere im Bereich der Prävention eine wichtige Rolle. Im Laufe der letzten Jahrzehnte haben sich Spezial-
gebiete entwickelt, die sich entweder mit bestimmten Krankheitsgruppen[1] oder
auf spezielle Gebiete[2] beziehen. (2,4,42,43)

Der Schlaganfall gehört weltweit zu den häufigsten Todesursachen und weißt unter den chronischen Erkrankungen die höchste Rate an Pflegebedürftigkeit auf.
Zerebovaskuläre Erkrankungen fallen in den Bereich der Gerontologie und Geriatrie. Hier beschäftigt sich die epidemiologische Forschung mit der räumlichen und
zeitlichen Verteilung von Erkrankungen der älteren Menschen. Die deskriptive
Epidemiologie erfasst dabei das Krankheitsgeschehen in „... Zusammenhang mit
demografischen, genetischen, Verhaltens- und Umweltfaktoren ... (Bundesministerium für Familie, Senioren, Frauen und Jugend 1998, 136)." (4)

Ihre Aufgabe besteht in der Ermittlung der Bedarfe für die Planungen im medizi-
nischen und pflegerischen Bereich. Eine dabei angewandte Methode ist die Einrichtung von Registern (hier Schlaganfallregister zur Erfassung der Erkrankungen), deren Daten zur Anpassung von Versorgungssystemen dienen. Die analyti-
sche Epidemiologie untersucht die Bedingungen des Auftretens von Erkrankungen
sowie deren Risikofaktoren. Sie ist Grundlage zur Entwicklung von Strategien zur
Krankheitsverhütung. Dabei werden Korrelations- oder Querschnittsstudien angewandt, die auf der Ebene von Populationen das Krankheitsgeschehen

---

[1] Infektionskrankheiten, Herz-Kreislauferkrankungen, Krebs, psychiatrische Krankheiten
[2] Gerontologische Epidemiologie, Umwelt Epidemiologie, Klinische Epidemiologie u. a.

analysieren. Weitere angewandte Studientypen sind Fall-, Kontroll-, Intervention- oder Kohortenstudien, die wesentlich aussagekräftiger und effizienter sind. (5)

Aufgrund der demografischen Entwicklung wird die Versorgung älterer Menschen zukünftig eine herausragende Rolle für die Gesundheitsstrukturen spielen. Geriatrische Themen werden bedeutsam für wirtschaftliche und effiziente Versorgungsstrukturen, da ein wachsender Anteil der Patienten zu den Älteren und Hochbetagten gehören. So stiegen von 1984 bis 1996 die Krankenhausfälle von den über 65-Jährigen um 11 %, „wobei die generelle demografische Alterung im selben Zeitraum nur bei ca. 1 % Zuwachs lag (Stamm u. a., 2003,1)." (49)

In den letzten Jahren konnte insbesondere durch den Aufbau von Stroke -Unit - Abteilungen die Akutversorgung von zerebralen Insulten erheblich ausgebaut werden. In den Krankenhäusern wird aber die Verweildauer häufig aus sozialen Gründen verlängert, hohe Fehlbelegungstage prägen die Versorgung. Ein großer Teil der Insultpatienten muss ein Jahr nach dem zerebralen Vorfall in einer stationären Einrichtung dauerhaft versorgt werden. Gleichzeitig besteht aber das Problem, dass Altenpflegeheime „... bestenfalls aktivierende Pflege, nicht aber Rehabilitation ..."durchführen (Friese 1997,10). Manifestiert werden die strukturellen Defizite durch die Trennung von Pflege und Rehabilitation, die die Pflege zu einem Randbereich in der Versorgung von Schlaganfallpatienten werden lässt. (10,27)

Der Schlaganfall stellt immer eine akute lebensbedrohliche Situation dar. Trotzdem werden nur 90 Prozent der betroffenen Patienten in einem Krankenhaus behandelt. Alle anderen Erkrankten befinden sich in Alten- und Pflegeheimen oder zu Hause in ärztlicher Behandlung. So betrug 1994 der Aufwand für die stationäre Behandlung von zerebrovaskulärer Erkrankungen 4,6 Mrd. €. Schätzungen zufolge ergeben sich für die Bundesrepublik Rehabilitationskosten von 7,2 Mrd. € im Jahr. Der Apoplex ist nach der Demenz die kostenintensivste chronische Erkrankung. Deshalb soll nach der Darstellung des Krankheitsbildes und der epidemiologischer Daten der Frage nachgegangen werden, inwieweit das Gesundheitswesen über eine leitlinienorientierte und abgestimmte Versorgung verfügt, um den zukünftigen gesundheitspolitischen Erfordernissen zu entsprechen. Dies beinhaltet eine Abriss der derzeitigen Versorgungsstruktur. (49,50)

1   Der zerebrale Insult

1.1   Definition

Der zerebrale Insult (Apoplexia cerebri), auch als Apoplex oder Schlaganfall bezeichnet, ist eine schlagartig einsetzende Funktionsstörung des Gehirns hervorgerufen durch eine Verminderung oder vollständige Unterbrechung der Blutversorgung. Grund der Durchblutungsminderung, auch als Ischämie bezeichnet, können arteriosklerotische Verengungen der hirnversorgenden Arterien, ein Blutgerinnsel aufgrund von Herzrhythmusstörungen aus dem Herzen (kardiale Embolie) oder eine Blutung durch den plötzlichen Riss eines Blutgefäßes sein. Durch diese Vorgänge werden die Nervenzellen des Gehirns nicht ausreichend mit Nährstoffen versorgt, sodass diese absterben. Die gestörte Hirndurchblutung führt zu den Symptomen des Apoplex wie Lähmungserscheinungen, Sprach- und Schluckstörungen, Schwindel, Beeinträchtigung der Sehfähigkeit.

Die WHO definiert den zerebralen Insult als Krankheitsbild, bei dem sich „die klinischen Zeichen einer fokalen oder globalen Störung zerebraler Funktionen rasch bemerkbar machen, mindestens 24 Stunden anhalten oder zum Tode führen und offensichtlich nicht auf andere als vaskuläre Ursachen zurückgeführt werden können (Aho u. a. 1980, 113 zitiert nach Wiesner u. a. 1999, 2).“ (16,42,60)

1.2   Ätiologie des zerebralen Insultes

Ätiologie ist die „...Lehre von den Krankheitsursachen... (Drosdowski 1980, Seite 89).“ Dabei werden alle Faktoren beschrieben, die zu einer Erkrankung führen. Bei 40 – 50 Prozent der zerebralen Insulte liegt eine Arteriosklerose aufgrund eines Thrombus zugrunde. Der Hauptursache für den Gefäßverschluss sind Plaques aus Fettablagerungen. Eine Embolie verursacht bei 30 – 35 Prozent der Erkrankungen den Schlaganfall. Hierbei werden meistens die Arterien durch Zellansammlungen verschlossen. Der Embolus entsteht bevorzugt an Stellen mit geringem Blutfluss wie ausgeweitete Beinvenen, Aneurysmen oder im Herzmuskel. Der hämorrhagischer Infarkt ist ein Riss der Hirnarterie und für 20 – 25 Prozent der Erkrankungen verantwortlich. (51)

1.3 Risikofaktoren

Der Auslöser eines Apoplex kann in den nicht modifizierbaren und modifizierbaren Risikofaktoren liegen. Diese Risikofaktoren beeinflussen sich gegenseitig und erhöhen das Gesamtrisiko der Erkrankung.

Zu den nicht beeinflussbaren Risikofaktoren zählen neben dem Alter[3] vererbbare Erkrankungen wie Störungen der Blutgerinnung, Herzfehler, Diabetes und Fettstoffwechselstörung. Beeinflussbar durch eine Veränderung des Lebensstils, der Ernährung oder medizinischer Therapien sind Bluthochdruck, Rauchen, erhöhter Alkoholkonsum, Fehlernährung bei Übergewicht, Bewegungsmangel, Vorhofflimmern, Diabetes mellitus und Fettstoffwechselstörungen. Allein durch die Behandlung eines Bluthochdrucks kann das Schlaganfallrisiko um 40 % gesenkt werden. (15,31-34,36-41,51)

2   Epidemiologie des zerebralen Insult

2.1   Mortalität

Mortalität ist die Sterblichkeitsrate und drückt das Verhältnis der Verstorbenen einer Krankheit zur Gesamtbevölkerung aus. Der Schlaganfall ist für ca. 15 Prozent aller Todesfälle oberhalb des 75. Lebensjahres verantwortlich. In den letzten 15 Jahren ist die Mortalitätsrate beim zerebralen Insult erheblich gesunken und beträgt geschlechts- und altersübergreifend zurzeit 110 Todesfälle auf 100 000 Einwohner (s. Abb. 1). In den östlichen Bundesländern liegt die Sterblichkeitsrate um 40 Prozent höher.

---

[3] Mit zunehmenden Lebensalter steigt das Risiko eines Schlaganfalls deutlich an. 50 Prozent aller zerebralen Inslute ereignen sich in der Altersgruppe der über 75 jährigen

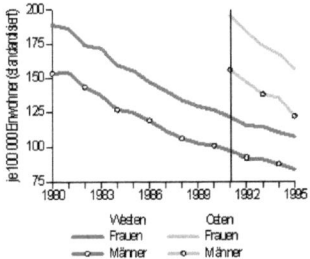

Abb. 1: Entwicklung der Mortalitätsrate
Quelle: Bundesministerium für Gesundheit und Soziale Sicherung
1998

Die Sterblichkeit innerhalb der ersten 30 Tage liegt bei 17 – 34 Prozent nach Eintreten des Ereignisses. Anfang der 80er Jahre betrug die Akutsterblichkeit bei einem Schlaganfall im Mittel bei 47,7 Prozent. Der Rückgang der Mortalität ist auf die bessere Kontrolle der beeinflussbaren Risikofaktoren zurückzuführen. Hierbei spielt insbesondere die Behandlung der arteriellen Hypertonie eine entscheidende Rolle. Die verbesserte Akutbehandlung, insbesondere durch die Einrichtung von Stroke – Units, hat zum Rückgang der Akutsterblichkeit geführt. (2,5,6,20)

2.2   Morbidität

Mit Morbidität wird die Häufigkeit einer Erkrankung innerhalb einer Bevölkerungsgruppe beschrieben. Diese wird in den Maßzahlen Prävalenz und Inzidenz angegeben.(3)

2.2.1   Prävalenz

Prävalenz ist die Zahl der Erkrankten im Verhältnis zu der Zahl der untersuchten Patienten. In der Prävalenzrate drückt sich die tatsächliche Zahl der Erkrankten aus. Angaben über die Zahl der mit einem Schlaganfall lebenden Menschen gibt es für die Bundesrepublik nicht. Internationale Studien gehen von einer Prävalenz von 500 – 800 Betroffenen je 100 000 Einwohnern aus. Der Bestand an Erkrankten liegt bei ca. 1 Prozent der Gesamtbevölkerung. Hierbei sind aber deutliche Abhängigkeiten vom Alter zu erkennen. Während die Prävalenz bei den unter 45 jährigen 0,07 Prozent und im Alter von 45 bis 65 Jahre 1,1 Prozent beträgt, steigt sie bei den über 65 jährigen auf 5,4 % (s. Abb. 2).

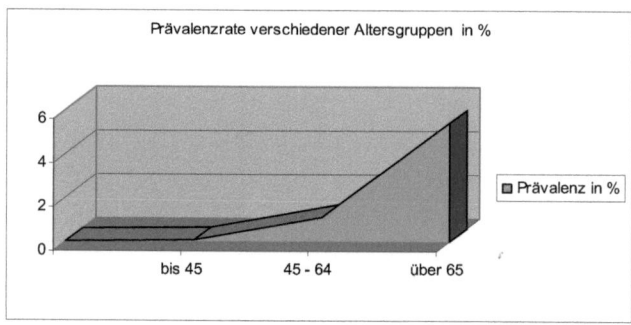

Abb. 2: Prävalenzrate verschiedener Altersgruppen (50)

2.2.2 Inzidenz

Neuerkrankungen innerhalb eines bestimmten Zeitraumes werden als Inzidenz beschrieben. (2,20)

Die Inzidenz des zerebralen Insults liegt bei 174 Erkrankungen auf 100000 Einwohner über alle Altersgruppen. Dabei ist mit höherem Lebensalter ein deutlicher Anstieg der Neuerkrankungen zu verzeichnen, der bei den über 80 jährigen 2500 zerebrale Insulte auf 100 000 Einwohner beträgt. Seit 1950 hat die Schlaganfallinzidenz um jährlich 1 Prozent abgenommen. Diese Rate konnte seit 1970 auf jährlich 5 Prozent gesteigert werden. Insbesondere Erfolge im Bereich der Prävention sind maßgeblich für die Senkung der Inzidenz verantwortlich. In den letzten Jahren ist die Zahl der Neuerkrankungen stabil geblieben. Als Ursache wird das steigende Lebensalter der Bevölkerung angenommen. (50)

2.3 Letalität

Die Tödlichkeit einer Krankheit wird als Letalität bezeichnet und beschreibt das Verhältnis der Todesfälle zu den Neuerkrankungen. (2,20)

Das Alter ist einer der wesentlichen Faktoren für die Lebenserwartung nach einem Schlaganfall. „Liegt die normale Lebenserwartung z. B. noch bei 10 Jahren, so sinkt sie bei Schlaganfallpatienten im Durchschnitt auf 3,5 Jahre (URL:http:// www.medizinfo.com/schlaganfall/epipradi.htm).“ Von einer negativen Prognose im Akutstadium ist vor allem in einem Alter über 70 Jahre, im weiteren Verlauf der Krankheit bei andauernder Verwirrung und extrazerebralen Komplikationen auszugehen. Der zerebrale Insult zeichnet sich durch hohe Letalitätsraten aus.

Durch das Erlanger Schlaganfall-Projekt werden seit 1994 im Rahmen der Gesundheitsberichterstattung erstmals in der Bundesrepublik zuverlässige Daten zur Langzeitletalität ermittelt (s. Abb. 3). Danach verstarben nach 28 Tagen 19 Prozent der Patienten.

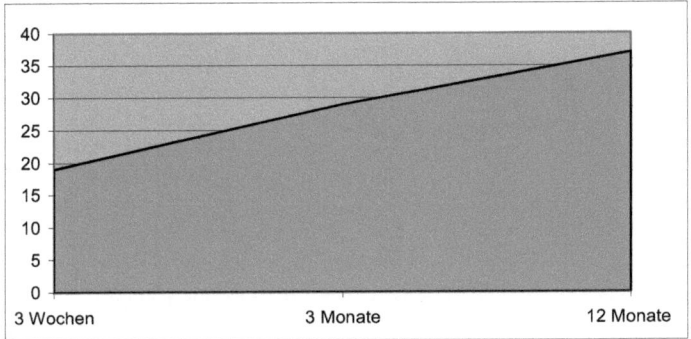

Abb. 3: Verstorbene je 100 Patienten

Je nach Schlaganfalltyp sind die Letalitätsraten unterschiedlich hoch. So ist die Letalität bei Erstinsulten und ischämischen Insulten niedriger als bei hämorrhagischen Infarkten. (23)

2.4   Fatalität

Gesundheitliche Auswirkungen des zerebralen Insults sowie der Grad der Einschränkungen werden unter dem Begriff Fatalität zusammengefasst.

Die Fatalität des Krankheitsbildes ist sehr hoch. Dies betrifft sowohl die Anzahl der gesundheitlichen Einschränkungen als auch deren Schweregrad. „Motorische, sensible, sensorische und kognitive Ausfälle und Einschränkungen stehen dabei im Vordergrund (Wiesner u. a. 1998, 2)." Häufige körperliche Begleiterscheinungen sind Hirnleistungsminderung, vollständige oder teilweise Halbseitenlähmung und geringe bis schwere Bewusstseinstrübung (s. Abb. 4).

Daneben treten in unterschiedlicher Intensität Kopfschmerzen, Schwindel und

Ohrensausen auf. Ein zerebraler Insult verändert weiterhin die Psyche des Betroffenen, seine Sprache und Sprachfähigkeit, den Gleichgewichtssinn, die Beziehung zur gelähmten Körperhälfte und stört die Oberflächen – und Tiefensensibilität. (60)

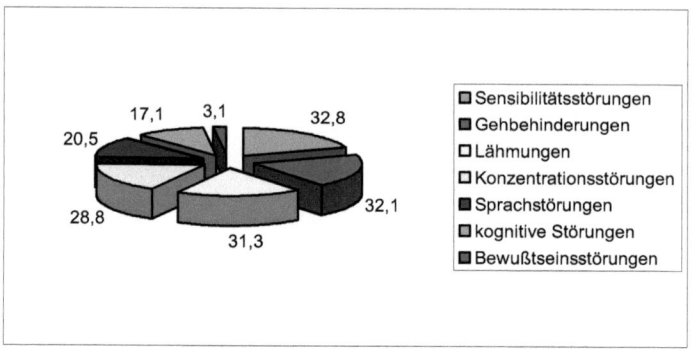

Abb. 4: Verteilung der gesundheitlichen Einschränkungen (60)

Der Schlaganfall ist einer der häufigsten Ursachen für Pflegebedürftigkeit im Alter. 20 Prozent der Fälle in der ambulanten und stationären Altenhilfe sind durch die Auswirkungen eines zerebralen Insults pflegebedürftig.In der Altersgruppe der 65 – 79 Jährigen sind dies 61 Prozent, bei den über 80 Jährigen 81 Prozent der Betroffenen.(6)

2.5   Epidemiologische Zusammenhänge

Die Gefahr, einen zerebralen Insult zu erleiden, ist abhängig vom Alter, dem Geschlecht und der soziale Schicht. Die Mortalitäts-, Morbiditäts- und Prävalenzrate erhöht sich mit steigendem Alter erheblich. Auch die Zahl der Neuerkrankungen steigt mit zunehmenden Lebensalter dramatisch. Der Rückgang der Akutsterblichkeit sowie der Letalität führt trotz der Abnahme der Schlaganfallinzidenz zu einer steigenden Anzahl von Patienten, die mit den Folgen einer zerebrovaskulären Erkrankung leben müssen.

Die konstante Erkrankungshäufigkeit ist trotz Verringerung der Mortalität durch den steigenden Anteil älterer und hochaltriger Menschen in der Gesellschaft bedingt. Insbesondere der Anstieg der Inzidenzrate ab dem 65. Lebensjahr dürfte dafür verantwortlich sein. Während bis auf die Altersgruppe von 25 – 34 Jahren überwiegend Männer in einem Krankenhaus wegen eines Apoplex behandelt werden, sind ab dem 74. Lebensjahr 2/3 der wegen eines Schlaganfalls behandelten Patienten Frauen. (5,6)

Für Erwachsene stellt der Apoplex die häufigste Ursache für Behinderungen dar. Eine steigende Überlebensrate führt dabei zu einer größeren Zahl von Menschen, die mit lebenslangen Behinderungen leben oder gepflegt werden müssen. „Auffallend ist, dass Menschen in unteren sozialen Schichten überproportional häufig einen Schlaganfall erleiden (Der Sachverständigenrat für die Konzertierte Aktion im Gesundheitswesen 2001, 13).“ Dies dürfte ihre Ursachen darin haben, „dass in den unteren sozialen Schichten nicht nur das Ausmaß sozialer Stressoren besonders hoch, sondern auch das Ausmaß sozialer und personaler Ressourcen besonders niedrig ist (Waller o. J., 24).“

So weißt das Gesundheitsverhalten schichtspezifische Unterschiede auf. Rauchen, Alkoholkonsum, Bewegungsmangel sowie Fehlernährung und damit einhergehendes Übergewicht sind mit sinkendem Einkommen und Bildungsstatus, und damit in niedrigen sozialen Schichten, häufiger vorzufinden. (53 – 58)

3   Versorgungsstrukturen

3.1   Prävention

Mithilfe der Prävention soll das Entstehen von Krankheiten verhindert werden.Dabei wird eine Einteilung in Primär-, Sekundär- und Tertiärprävention vorgenommen. (8)

Die Primärprävention bezieht sich dabei auf die Krankheitsursachen (vgl. Kap. 1.2) und soll „... das Schlaganfallrisiko asymptomatischer Personen durch Beeinflussung der Risikofaktoren (zu) reduzieren (Sauermann u.a. 2001,7)." Zu den primärpräventiven Maßnahmen zur Vermeidung eines Schlaganfalls gehören die Behandlung bzw. Beeinflussung der Risikofaktoren. (Vgl. Kap. 1.3) Mithilfe sekundärpräventiver Maßnahmen soll eine frühzeitige Verschlechterung des Krankheitsverlaufes erfasst werden, um rechtzeitig Interventionsmaßnahmen

einleiten zu können. Die Sekundärprävention stellt den Hauptbestandteil der Präventionsmedizin dar. Dagegen beinhaltet die tertiäre Prävention Maßnahmen zur
Vermeidung eines Rückfalls. (47,52)

Der Aufbau einer effektiven Prävention zur Verringerung der Inzidenzrate ist
notwendig, weil in den kommenden Jahren mit einer Vergrößerung der Risikogruppe (vgl. Kap. 2.2) zu rechnen ist. Gleichzeitig sind die Risikofaktoren heute
gut beherrschbar bzw. lassen sich durch eine Veränderung der Lebensweise deutlich reduzieren und verringern das persönliche Risiko. (50)

„Die Erfahrungen der Präventionsmedizin haben allerdings gezeigt, dass die bislang angewandten Konzepte der Schlaganfall-Prävention keinen wesentlichen
Einfluss auf die Inzidenz der Erkrankung bzw. auf das Risiko des Einzelnen gehabt haben (Stiftung Deutsche Schlaganfall-Hilfe 1999, 5)." Präventionsprogramme, die eine breite Schicht der Bevölkerung und hier insbesondere der Risikogruppen ansprechen, sind nicht entwickelt. Die Rate an Früherkennungsuntersuchungen ist sehr niedrig. Zudem werden die Altersgruppen entsprechend ihrem
Erkrankungsrisiko nicht berücksichtigt. (11, 46, 50)

Bei der Umsetzung präventiver Maßnahmen haben Pflegekräfte eine wichtige
Rolle. Insbesondere bei der Sekundär- und Tertiärprävention müssen sie eine Veränderung des Krankheitsverlaufes rechtzeitig erkennen und deuten können, um
angemessene Interventionsstrategien zu entwickeln. Hinzu kommt, dass die Pflege
für eine interdisziplinäre Kooperation keine ausreichenden Instrumente entwickelt
hat (vgl. Kap. 3.2). Präventivmaßnahmen für zerebrovaskuläre Erkrankungen
müssen dabei auch in der Pflege verankert sein.

3.2   Stationäre Versorgung

Die stationäre Versorgung von Patienten mit einer zerebrovaskulären Ischämie
wurde in den letzten Jahren insbesondere durch die Einrichtung von zahlreichen
Stroke-Units ausgebaut. (6)

Stroke-Units sind intensivmedizinisch neurologische Fachabteilungen (Intensive
Care Unit) oder rehabilitativ ausgerichtete medizinische Abteilungen zur „... Mo-

bilisierung funktioneller Leistungsreserven ... (Sachverständigenrat für die Konzertierte Aktion im Gesundheitswesen 2001, 13)." Diese Stroke Rehabilitation Units sind dabei vor allem im britischen und skandinavischen Raum verbreitet und ähneln den geriatrischen Einrichtungen in der Bundesrepublik. Ein Kombinationstyp, die Stroke Compehensive Unit, versucht die medizinisch rehabilitativen Ansätze der Intensive Care Units und Stroke Rehabilitation Units miteinander zu verbinden. (21,47)

„Entsprechend der Konsenserklärung der Helsingborg-Deklaration von 1995 müssen alle Patienten innerhalb der ersten 6 Stunden nach Schlaganfall zur Behandlung in ein Krankenhaus eingewiesen werden (O. V. 2003 Projekt A3, 3)." Neue Therapieformen erfordern einen Behandlungsbeginn innerhalb von 3 Stunden nach dem zerebralen Insult.Die Voraussetzungen hierfür sollen mit dem Ausbau des Stroke-Unit-Netzes geschaffen werden. Allerdings werden zurzeit in Westeuropa die Anforderungen der Helsingborg-Deklaration nur bei 50 % der Schlaganfallpatienten erfüllt. (45)

Während für rehabilitative Stroke-Units ein Nutzennachweis vorliegt, ist die Wirksamkeit von Intensive Care Units und Stroke Comprehensive Units nicht belegt. In Deutschland wird der Schwerpunkt beim Ausbau des Stroke-Unit-Netzes auf die ersten beiden Formen gelegt. Die postakute Weiterversorgung von Schlaganfallpatienten wird in den Stroke-Units organisiert und beinhaltet die Kooperation mit Rehabilitationskliniken und Pflegeeinrichtungen für die Kurzzeit- und Langzeitpflege sowie der ambulanten Pflege. (4,7,46)

Eine effektive Versorgung von zerebrovaskulären Erkrankten bedeutet, dass die Pflege um eine therapeutische Dimension im Sinne von Rehabilitation ergänzt werden muss. Erst der Ansatz einer rehabilitativen Pflege sichert den Einsatz eines interdisziplinären Behandlungsplanes, der den Patienten in seinen Aktivitäten unterstützt. „Wichtig scheint die Umsetzung und Anwendung des Gelernten über 24 Stunden mittels geschulter, aktivierender Pflege zu sein (Meier-Baumgartner 2202, 43)." Dabei gestaltet die Fachpflege das Milieu zum Transfer therapeutischer Inhalte in den Alltag. (21)

Für den Pflegebereich existieren keine Studien über die Funktionalität und Effektivität besonderer Pflegekonzepte. Eine rehabilitativ ausgerichtete Pflegeform ist
zurzeit nicht entwickelt. Des Weiteren ist unklar, welche Aufgabenteilung mit
welchen Kompetenzen zwischen Medizin und Pflege die effektivste Versorgung
von Schlaganfallpatienten sicherstellt. Pflegeeinrichtungen mit einem Schwerpunkt zur postakuten Weiterversorgung von zerebrovaskulären Erkrankungen sind
selten zu finden. Obwohl der Schlaganfall eine sehr häufige Erkrankung in den
Pflegeeinrichtungen darstellt, ist ein Angebot einer fachspezifischen Pflege nicht
vorhanden. (4, 21)

3.3   Rehabilitation

Das Ziel der Rehabilitation liegt in der Selbstbestimmung und Teilhabe am sozialen Leben. Hieraus ergibt sich, dass im Blickpunkt der pflegerisch-therapeutischen
Intervention nicht die Behebung von Krankheitssymptomen steht, sondern der „...
Abbau von krankheitsbedingten, innerpsychischen oder äußeren Behinderungen,
die dem Ziel der Selbstbestimmung und der Teilhabe am sozialen Leben im Wege
stehen können (Fries o. J., 2)." Der Gesetzgeber hat diese Zielsetzung auch in den
Mittelpunkt des Sozialgesetzbuches IX gestellt, bei dem gleichzeitig das Krank-
heitsfolgemodell ICF der WHO zugrunde gelegt wurde. (10)

Im Bereich der Rehabilitation werden drei Verfahren angewandt. Unter Restituti-
on wird die teilweise oder völlige Wiederherstellung einer gestörten Hirnleistung
verstanden. Kommen Ersatzstrategien oder erhaltene Restfunktionen zum Einsatz,
spricht man von Kompensation. Bei der Notwendigkeit der Anpassung der Umwelt an den Patienten mit externen Hilfen liegt eine Adaption vor. (4)

Rehabilitation findet überwiegend stationär statt. Diese wird in Abteilungen, die
an Akutkrankenhäuser angeschlossen sind, als eigenständige Einrichtungen oder
in Rehabilitationszentren durchgeführt. Dabei kommt es vor allem auf einen früh-
zeitigen Beginn der Rehabilitationsmaßnahmen an und nicht so sehr auf die Anzahl der durchgeführtenTherapien. Die größten Fortschritte werden in den Berei-
chen Alltagsfähigkeit und visuelle Leistungen gemacht. Dagegen ermöglicht eine
stationäre Rehabilitation geringere Fortschritte in der Motorik und Sprache. (1,21)

Um den Patienten möglichst zu befähigen, sich selbst zu versorgen, „... arbeitet

ein Team von Krankengymnasten, Ergotherapeuten, Logopäden, Neuropsycholo-

gen und Masseuren unter Leitung von speziell dafür ausgebildeten Ärzten eng

zusammen (Bayrisches Staatsministerium für Arbeit und Sozialordnung, Familie,

Frauen und Gesundheit 2003, 14)." In den rehabilitativen Konzepten zur Behand-

lung von Schlaganfallpatienten kommt die Pflege nicht vor. Es kann davon ausge-

gangen werden, dass therapeutische Erfolge durch diesen Umstand gemindert

werden. Untersuchungen zu dieser Thematik liegen nicht vor. Der in Tab. 1 dar-

gestellte Shift in stationäre Pflegeeinrichtungen deutet aber auf einen dauerhaft

ungenügenden Transfer von therapeutischen Inhalten in den Alltag. (4, 49)

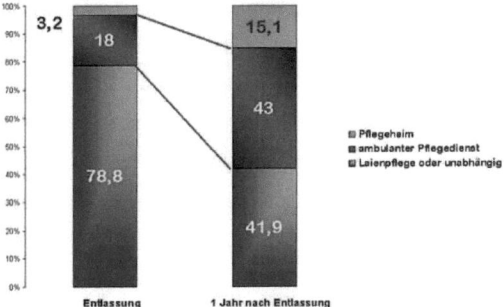

Tab. 1: Shift in stationäre Pflegeeinrichtungen für Schlaganfallpatienten

Quelle: Stamm 2003, 4.

Den Erfolg versprechendsten Behandlungsansatz versprechen abgestufte Versor-

gungskonzepte, die teilstationäre Rehabilitationen darstellten. Diese werden vor

allem in Tageskliniken durchgeführt. Dabei kann der individuelle Therapiebedarf

gesichert werden, ohne dass der Patient seine gewohnte räumliche und soziale

Umgebung längerfristig verlassen muss. Die Behandlung in einer Tagesklinik im

Anschluss an einen vollstationären Aufenthalt kann die Krankenhausverweildauer

und Fehlbelegungszeiten in vielen Fällen verkürzen. (21)

Eine langfristige Sicherung des Therapieerfolges ist aber nur bei einer leitlinien-

orientierten Versorgung möglich. Dies beinhaltet eine enge Kooperation und Ver-

sorgungsabstimmung zwischen Tagesklinik und einem ambulanten Pflegedienst bzw. den Angehörigen. Die erkennbare Verschlechterung der Selbstversorgung (vgl. Tab. 1) ist auf eine Overprotektion der Angehörigen sowie eine unzureichende rehabilitativ ausgerichtete Pflegeform zurückzuführen. (7, 9, 10)

Die Umsetzung des Grundsatzes Rehabilitation vor Pflege gelingt in der ambulanten Rehabilitation nur unzureichend. Die ambulante Rehabilitation kann in Altenpflegeeinrichtungen und als mobile wohnortsnahe Rehabilitation durchgeführt werden. Ein flächendeckendes Angebot fehlt, geschultes Personal ist kaum vorhanden. Die „... Verordnung von ergo- und physikalischer Therapie ... (Deutsche Gesellschaft für Allgemeinmedizin und Familienmedizin o. J., 4)" ist mit erheblichen Restriktionen seitens der Hausärzte verbunden. „Während konventionelle medizinische Leistungen häufig die Zustimmung der Hausärzte fanden, traf dieses für eine weitere ergotherapeutische oder logopädische Behandlung in weniger als der Hälfte der Fälle zu (Meier-Baumgartner u. a. 2002, 48)." Für den Sachverständigenrat für die Konzertierte Aktion im Gesundheitswesen bestehen „... ernstzunehmende Hinweise, dass an den Schnittstellen der Versorgungsketten Fehlversorgungen besteht... (Sachverständigenrat für die Konzertierte Aktion im Gesundheitswesen 2001, 14)." (5, 7, 9, 21)

Die Pflege wird zukünftig im Bereich der Rehabilitation über ihr bisheriges Tätigkeitsgebiet hinausgehen müssen. Eine Optimierung der Rehabilitation beinhaltet eine Verbesserung der fachlichen, methodischen und sozialen Handlungskompetenz der Pflege. So können auch die Umsetzungsprobleme einer aktivierenden, rehabilitativ orientierten Pflege reduziert werden. (42)

3.4   Ambulante Versorgung

Die ambulante Versorgung für Schlaganfallpatienten besteht aus der hausärztlichen Versorgung, der ambulanten Pflege sowie der ambulanten Rehabilitation. Letztere wurde im Kapitel 3.3 näher erläutert. Der Hausarzt ist für Prävention, postakute Versorgung sowie Rehabilitation auch heute der entscheidend Mitverantwortliche. Dabei sind die Zielvorgaben Gesundheitsförderung, Prävention, kurative Medizin und Rehabilitation miteinander zu verbinden. Aufgrund der ärztlichen Position im ambulanten Sektor hängt die Qualität der Versorgung von Insultpatienten erheblich vom ärztlichen Verhalten ab (vgl. Kap. 3.3). Insbesondere therapeutische Interventionen, die sich eher an Budgetüberlegungen als an rehabilitativen Erfordernissen orientieren, führen zu einem erheblichen Qualitätsverlust in der ambulanten Versorgung. Auch dies dürfte ein Faktor für die Verschiebung der Versorgung aus dem Bereich der Laienpflege in die professionelle ambulante und stationäre Altenhilfe sein. (Vgl. Tab. 1) Für die Pflege im ambulanten Bereich erfordert die Kooperation mit anderen Berufsgruppen neue Konzepte und eine Neupositionierung. Neue Pflegeformen müssen dabei an biografischen, persönlichkeitsabhängigen, sozialen und beruflichen Bedingungen des Patienten ausgerichtet werden. Wie in Kap. 3.2 dargestellt, fehlt dieser Ansatz auch in der ambulanten Versorgung. (7, 9,10,12,21)

3.5   Psychosoziale Aspekte

Zerebrovaskuläre Erkrankungen können zu massiven Verschlechterungen der Selbstversorgung und damit der Lebensqualität führen. Hier führt emotionaler Beistand auch bei erheblichen gesundheitlichen Beeinträchtigungen zu größeren rehabilitativen Fortschritten als bei Personen ohne soziale Unterstützung. (21)

Da die Depression eine der häufigsten Begleiterscheinungen eines zerebralen Insultes darstellt, ist deren Behandlung für den therapeutischen Erfolg sowie die Vermeidung eines Aufenthaltes in einer vollstationären Pflegeeinrichtung besonders wichtig. Steigende familiäre Spannungen, Überforderung der pflegenden Angehörigen sowie ein steigender pflegerischer Bedarf sind das Ergebnis einer unbehandelten Depression. Auch werden die therapeutischen Fortschritte im Rahmen der Rehabilitation gefährdet oder gehen im Anschluss daran wieder verloren. In der Regel erfolgt die medikamentöse Behandlung nicht konsequent und wird mit einer unangemessenen Dosierung durchgeführt. Überweisungen zu einem Psychiater sind eher selten und der Einsatz von Psychotherapien fast nicht vorzufinden. (7, 21)

Zur psychosozialen Stabilierung kann wesentlich auch der Kontakt zu Selbsthilfegruppen beitragen. Diese können sowohl Betroffenen als auch den Angehörigen ein erhebliches Untertützungspotential bieten und so medizinische, rehabilitative und pflegerische Erfolge absichern.

Schlussbetrachtung

Insbesondere der Ausbau der Akutversorgung sowie die Behandlungsmöglichkeiten der arteriellen Hypertonie haben zu einer sinkenden Mortalitäts- und Letalitätsrate geführt. Das steigende Lebensalter führt aber gleichzeitig zu stabilen Morbiditäts- und steigenden Prävalenzahlen. Trotz erheblicher finanzieller Anstrengungen, die beim Ausbau der Akutversorgung unternommen wurden, werden fast 10 Prozent der Schlaganfallbetroffenen nicht in einem Krankenhaus versorgt. Medizinische und pflegerische Strukturdefizite sowie eine Patientenselektion sind hier anzunehmen.

Die steigende Prävalenz stellt die Frage nach der Versorgung einer immer größeren Zahl von Patienten mit erheblichen gesundheitlichen Einschränkungen sowie der Vermeidung von Reinsulten. Flächendeckende Maßnahmen zur Schlaganfallprävention sind bis auf die Behandlung des Bluthochdrucks und hoher Cholesterinwerte nicht vorhanden. Im Pflegebereich sind Präventionsmaßnahmen nicht implementiert.

Der aufgrund der hohen Fatalität des zerebralen Insults wichtige Bereich der Rehabilitation ist nur ungenügend entwickelt. Wohnortsnahe ambulante Rehabilitationsmöglichkeiten sind höchsten im Rahmen von Projektversuchen möglich. Im ambulanten Bereich behindert die restriktive Verordnungspraxis der Hausärzte eine angemessene therapeutische Behandlung. Aber gerade der Schwerpunkt der Krankheitsgestaltung und nicht der vollständigen Heilung macht Prävention und Rehabilitation zu einem Schwerpunkt in der Versorgung von Schlaganfallpatienten.

Für die Pflege ist der Schlaganfall bis heute eine Erkrankung von vielen. Weder eine fachspezifische Pflegeform noch die Koordinierung der interdisziplinären Kooperation vor allem in der stationären Altenhilfe sind entwickelt. Programme analog der Demenzversorgung befinden sich derzeit nicht einmal in der Diskussion. Es bedarf neuer Konzepte in der Pflege, um den Betroffenen bei der Bewältigung seines Krankheitsverlaufs zu helfen. Dies erfordert eine neue Sichtweise der Pflege, bei der Prävention und Rehabilitation im Mittelpunkt der pflegerischen Intervention steht. Dies bedeutet aber auch die vollständige Abkehr von traditio-

nellen Pflegevorstellungen. Leitlinienentwicklungen zur Versorgung von Schlaganfallpatienten wie die Leitlinie Schlaganfall Sachsen beschäftigen sich dagegen
hauptsächlich mit der medikamentösen Behandlung der Risikofaktoren oder haben
die Akutversorgung durch Stroke-Units zum Schwerpunkt.

Akutversorgung, medizinische postakute Nachbetreuung, Rehabilitation und Pflege müssen den gleichen Stellenwert bei der Entwicklung einer leitlinienorientier-
ten Versorgungsstruktur erhalten. Die Vermeidung und Verringerung von Pflegebedürftigkeit sollte ein gemeinsames Anliegen der Kranken- und Pflegekassen
sein. Zur Schaffung monetärer Anreize sind diese deshalb zusammenzulegen.

Gerade die „...langstreckige(n) Versorgung von Schlaganfallpatienten, Demenz-,
Herz-, Diabeteskranken ..." (Stamm u.a. 2003, 4) weisen erhebliche Rationalisie-
rungsreserven auf. Hier müssen die Finanzmittel aus „... der Akutversorgung mit
ihrer Betonung der technischen Diagnostik in die langfristige, ambulante und stationäre Versorgung von chronisch Kranken umgeschichtet werden, die Sektoren
übergreifend integrativ erfolgen muss (Stamm u. a. 2003, 4)."

Das Gesundheitswesen in seiner Gesamtheit sowie die Pflege als ein Teilbereich
sind nicht auf die zukünftigen Erfordernisse bei der Versorgung der steigenden
Zahl von Schlaganfallpatienten eingestellt.

Literaturverzeichnis

1. Alacmlioglu Y. u. a. (2001): Schlaganfallrehabilitation. Online in Int
   net:URL:http://www.boepmr.at/html/aerzte/zeitung/1zeitung/
   Teil%20/.pdf [Stand 02.08.2003]".

2. Beaglehole, Bonita, Kjellström, T. (1997): Einführung in die Epidemiologie. Bern, Göttingen, Toronto, Seattle: Verlag Hans Huber.

3. Bieskorn-Zinke, M. (1996): Gesundheitsförderung in der Pflege: Ein
   Lehr- und Lernbuch zur Gesundheit. Stuttgart, Berlin, Köln: Kohlhammer.

4. Bundesministerium für Familie, Senioren, Frauen und Jugend (2002):
   Vierter Bericht zur Lage der älteren Generation in der Bun desrepublik
   Deutschland: Risiken, Lebensqualität und Versorgung Hochaltriger – unter
   besonderer berücksichtigung demenzieller Erkran kungen. Online in
   Internet: „URL:http://www.dbsh.de/ 4._Altenbericht.pdf
   [Stand: 05.07.2003]".

5. Bayrische Staatsministerium für Arbeit und Sozialordnung, Familie, Frauen
   und Gesundheit (2003): Stationäre Versorgung im Freistaat Bayern. Be
   handlung von Schlaganfallpatienten. Online in Internet:
   „URL:http://www.stmas.bayer.de/krankenhaus/versorgung/
   schlaganfall/download.htm [Stand: 27.06.2003]".

6. Bundesministerium für Gesundheit und Soziale Sicherung (1998): Gesund
   heitsbericht für Deutschland 1998. Statistisches Bundesamt. Wiesbaden.

7. Deutsche Gesellschaft für Allgemeinmedizin und Familienmedizin   (o. J.):
   Über- und Unterversorgung im deutschen System der
   Gesundheitsversorgung. Online in Internet: URL:http://www.svr-/
   Gesundheit.de/befragung/id-nummer/094.pdf [Stand: 12.07.2003]".

8. Drosdowski, G. u. a. (1990): Duden. Das Fremdwörterbuch. 5. neu bearb. U.
   erw. Aufl.. Mannheim, Wien, Zürich: Dudenverlag.

9. Fries W. u. a. (o. J.): Ambulante wohnortnahe Rehabilitation von Schlagan
   fallpatienten. Aufgaben – Möglichkeiten – Grenzen. Online in Inter-
   net:URL:http://www.anr-ahrweiler.de/schlaganfall_reha.pdf
   [Stand 02.08.2003]".

10. Friese S. (1997): Versorgungs- und Hilfsangebote für Patienten mit Schlagan
    fall und Diabetes in Herne. Bericht im Auftrag der Stadt Herne, Gesund
    heitsamt, Abt. Gesundheitsförderung und Gesundheitsplanung. Online in
    Internet: URL:http://www.gesunde-/ stadt-herne.de/ gesund_bericht/
    Friese_3.pdf [Stand 02.08.2003]".

11. Gesundheitsamt der Landeshauptstadt Düsseldorf (o. J.): Agenda – Projekt Nr. 17. Schlaganfallprävention in Düsseldorf unter Einbeziehung der Selbsthilfeförderung. Online Internet: URL:http://www.duesseldorf./ de/agenda21/ projekte/ff4/ pro17_02.shtml [Stand: 12.07.2003]".

12. Hawthorne, M. H. (1998): Herzerkrankungen. Anwendung des Corbin-Strauss-Pflegemodells. In: Woog, P. (Hrsg.): Chronisch Kranke pflegen. Das Corbin-Strauss-Pflegemodell. Wiesbaden: Ullstein Medical, S. 45 – 59.

13. Heine W. (2002): Rehabilitation – immer noch ein Fremdwort der Sozialpolitik? Die Koalitionsvereinbarung Rot / Grün enthält kaum Ansätze für die erforderliche Weiterentwicklung der Rehabilitation. In: DEGEMED news, o. Jg., H. 5, S. 5 – 6.

14. Hohlweg F. (2003): Schlaganfall Info. Warnzeichen für einen drohenden Schlaganfall. Online in Internet: "URL:http://www.schlaganfall-info.de/ symp1.htm [Stand: 09.07.2003]".

15. Hohlweg F. (2003): Schlaganfall Info. Risikofaktoren, die eine Entstehung eines Schlaganfalls begünstigen. Online in Internet: "URL:http:/ / www.schlaganfall-info.de/symp1.htm [Stand: 09.07.2003]".

16. Hohlweg F. (2003): Schlaganfall Info. Definition Schlaganfall. Was ist ein Schlaganfall. Online in Internet: "URL:http:// www.schlaganfall-info.de/defini.htm [Stand: 19.07.2003]".

17. Hugonot, R.. (1990): Altern und Prävention. In: Martin E./Junod J. P. (Hrsg.): Lehrbuch der Geriatrie. Bern: Verlag Hans Huber, S. 148 – 156.

18. Hurrelmann, K. (2000): Gesundheitssoziologie: Eine Einführung in sozial wissenschaftliche Theorien von Krankheitsprävention und Gesundheits förderung. Weinheim, München: Juventa Verlag.

19. Jakubiak M. (1998): Schlaganfall und Public Health. Einweihung der For schungseinheit im „Erlanger Schlaganfall Projekt". Online in Internet: URL:http://www.rzsunhome.rrze.uni-erlangen.de/ ~sgrpsma1/schlagan.htm [Stand: 22.07.2003]".

20. Kreienbrock, Schach, S. (2000): Epidemiologische Methoden. 3. Auflage. Heidelberg, Berlin: Spektrum Akademischer Verlag GmbH.

21. Meier-Baumgartner, Pientka, Anders, Heer, Friedrich, C. (2002): Die Effektivität der postakuten Behandlung und Rehabilitation älterer Menschen nach einem Schlaganfall oder einer hüftgelenksnahen Fraktur:

Eine evidenz-basiert Literaturübersicht des Zeitraums 1992 bis 1998. In: Bundesministerium für Familie, Senioren, Frauen und Jugend (Hrsg.): Schriftreihe des Bundesministeriums für Familie, Senioren, Frauen und Jugend (Band 215). Stuttgart: Kohlhammer.

22. O. V. (2003): Schlaganfall. Epidemiologie: Inzidenz bei Schlaganfall. Online in Internet: "URL:http://www.medizinfo.de/ schlaganfall/epiinzid.htm [Stand: 10.07.2003]".

23. O. V. (2003): Schlaganfall. Epidemiologie: Letalität und Prävalenz bei Schlaganfall. Online in Internet: "URL:http://www.medizinfo.de/ schlaganfall/epileta.htm [Stand: 10.07.2003]".

24. O. V. (2003): Schlaganfall. Epidemiologie: Prädikatoren für den Schlaganfall. Online in Internet: "URL:http://www.medizinfo.com/ schlaganfall/ epipradi.htm [Stand: 10.07.2003]".

25. O. V. (2003): Schlaganfall. Epidemiologie: Ätiologie und Krankheitsbild desSchlaganfall. Online in Internet: "URL:http://www.medizinfo.com/ schlaganfall/epipradi.htm [Stand: 10.07.2003]".

26. O. V. (2003): Schlaganfall. Epidemiologie: Ätiologie und Krankheitsbild desSchlaganfall. Online in Internet: "URL:http://www.medizinfo.com/ schlaganfall/epiaetio.htm [Stand: 10.07.2003]".

27. O. V. (2003): Schlaganfall. Epidemiologie: Krnakenhausverweildauer bei Schlaganfall. Online in Internet: "URL:http://www.medizinfo.com/ schlaganfall/epikhaus.htm [Stand: 10.07.2003]".

28. O. V. (2003): Schlaganfall. Epidemiologie: Gesundheitsbericht 1998. Online in Internet: "URL:http://www.medizinfo.com/ schlaganfall/ epi1998.htm [Stand: 10.07.2003]".

29. O. V. (2003): Schlaganfall. Epidemiologie: Rehabilitationsprognose bei Schlaganfall. Online in Internet: "URL:http://www.medizinfo.com/ schlaganfall/epiprog.htm [Stand: 10.07.2003]".

30. O. V. (2003): Schlaganfall. Epidemiologie: Mortalität bei Schlaganfall. Online in Internet: "URL:http://www.medizinfo.com/ schlaganfall/ epimortai.htm [Stand: 10.07.2003]".

31. O. V. (2003): Risikofaktoren: Bewegungsmangel. Online in Internet : "URL:http://www.schlaganfall-hilfe.de/medizin.jsp?menu=/ 3&umenu:3&content_id=351 [Stand 04.07.2003]".

32. O. V. (2003): Risikofaktoren: Rauchen. Online in Internet:

"URL:http://www.schlaganfall-hilfe.de/medizin.jsp?menu=/
3&umenu:3&content_id=348 [Stand 04.07.2003]".

33. O. V. (2003): Risikofaktoren: Alkohol. Online in Internet:
"URL:http://www.schlaganfall-hilfe.de/medizin.jsp?menu=/
3&umenu:3&content_id=349 [Stand 04.07.2003]".

34. O. V. (2003): Risikofaktoren: Fehlernährung bei Übergewicht. Online in
Internet:"URL:http://www.schlaganfall-hilfe.de/medizin.jsp?menu=/
3&umenu:3&content_id=350 [Stand 04.07.2003]".

35. O. V. (2003): Risikofaktoren: Vorbeugung. Online in Internet:
"URL:http://www.schlaganfall-hilfe.de/medizin.jsp?menu=/
3&umenu:3&content_id=207 [Stand 04.07.2003]".

36. O. V. (2003): Risikofaktoren. Online in Internet:
"URL:http://www.schlaganfall-hilfe.de/medizin.jsp?menu=/
3&umenu:3&content_id=343 [Stand 04.07.2003]".

37. O. V. (2003): Risikofaktoren: Bluthochdruck. Online in Internet:
"URL:http://www.schlaganfall-hilfe.de/medizin.jsp?menu=/
3&umenu:3&content_id=344 [Stand 04.07.2003]".

38. O. V. (2003): Risikofaktoren: Fettstoffwechselstörungen. Online in
Internet:"URL:http://www.schlaganfall-hilfe.de/medizin.jsp?menu=/
3&umenu:3&content_id=345 [Stand 04.07.2003]".

39. O. V. (2003): Risikofaktoren: Diabetes mellitus. Online in Internet:
"URL:http://www.schlaganfall-hilfe.de/medizin.jsp?menu=/
3&umenu:3&content_id=346 [Stand 04.07.2003]".

40. O. V. (2003): Risikofaktoren: Vorhofflimmern. Online in Internet:
URL:http://www.schlaganfall-hilfe.de/medizin.jsp?menu=/
3&umenu:3&content_id=347 [Stand 04.07.2003]".

41. O. V. (2003): Medizin & Wisenschaft: BKK-Studie. Online in Internet:
"URL:http://www.schlaganfall-hilfe.de/medizin.jsp?menu=/
3&umenu:3&content_id=306 [Stand 04.07.2003]".

42. O. V. (2003): Demographischer Wandel macht Erweiterung der Rehabilitation
notwendig. Die neuen Senioren: mit Rehabilitation und Pflege alt werden.
In DEGEMED news, o. Jg., H. 5, S. 1 – 4.

43. O. V. (2003): Epidemiologie: Seminar Forschungsmethoden der Klinischen
Pschychologie. Online in Internet: URL:http:// www.cx.unibe.ch/
~wlutz/methoden/meth12.pdf [Stand: 20.07.2003]".

44. O. V. (2003): Was ist Epidemiologie. Online in Internet: „URL:http://www.uni-bielefeld-de/gesundhw/ag3/ LEHRE/GRUNDLAGEN/einf_epi.pdf [Stand: 04.07.2003]".

45. O. V. (2003): Projekt A3. Behinderung und Pflege nach Schlaganfall. Online in Internet:"URL:http://www.web.med.uni-muenchen.de/ A3FactSheet.pdf [Stand: 27.06.2003]".

46. Sachverständigenrat für die Konzertierte Aktion im Gesundheitswesen (2001): Über-, Unter- und Fehlversorgung. Online in Internet: „URL:http://www.svr-gesundheit.de [Stand: 05.07.2003]".

47. Sauermann W. u.a. (2001): Leilinie Schlaganfall Sachsen. Online in Internet: „URL:http://www.imib.tu-dresden.de/schlag/LL_Stroke_/ Teil1.pdf [Stand: 10.08.2003)".

48. Schmidt W. – P. u. a. (2003): Ausstattungsmerkmale von Krankenhäusern und ihr Einfluss auf die Liegezeit von Schlaganfallpatienten. In: Deutsche Medizinische Wochenschrift, Jg. 128, S. 979 – 983.

49. Stamm T. u. a. (2003): Die demographische Herausforderung. In: Aus Medizin und Wissenschaft. Online in Internet:"URL:file://D: Die%20/ Demographische%20Herausforderung.htm [Stand: 02.08.2003]".

50. Stiftung Deutsche Schlaganfall – Hilfe (1999): Individuelle Risikofaktoren analyse, Individuelle Risikoverringerung. Ein Programm zur Schlaganfall – Prävention. Zwischenbericht 1999. Online in Internet: „URL:http://www.schlaganfall-hilfe.de/pdf/dok.pdf [Stand: 10.08.2003)".

51. Vlad J. u. a. (2003): Monatsthema Juli: Schlaganfall. Online in Internet: „URL:http://www.m-ww.de/krankheiten/innere_krankheiten/ Schlaganfall.html [Stand: 30.07.2003]".

52. Waller, H. (2002): Sozialmedizin: Grundlagen und Praxis. 5. Aufl.. Stuttgart, Berlin, Köln: Kohlhammer.

53. Waller, H. (o. J.): Gesundheitswissenschaft 2: Gesundheitsressourcen und ihre drei Dimensionen. Studienbrief der Fern-Fachhochschule Hamburg.

54. Waller, H. (o. J.): Gesundheitswissenschaft 1: Einführung und Gesundheits konzepte im Überblick. Studienbrief der Fern-Fachhochschule Hamburg.

55. Waller, H. (o. J.): Gesundheitswissenschaft 8: Handlungsmethoden (3) Beratung, Bildung, Selbsthilfe. Studienbrief der FernFachhochschule Hamburg.

56. Waller, H. (o. J.): Gesundheitswissenschaft 6: Handlungsmethoden (1) Gesundheitsförderung. Studienbrief der Fern-Fachhochschule Hamburg.

57. Waller, H. (o. J.): Gesundheitswissenschaft 7: Handlungsmethoden (2) Prävention. Studienbrief der Fern-Fachhochschule Hamburg.

58. Waller, H. (o. J.): Gesundheitswissenschaft 3: Gesundheitsrisiken und ihre drei Dimensionen. Studienbrief der Fern-Fachhochschule Hamburg.

59. Wiesemann A. u. a. (2001): Hausärztliche Nachsorge bei Schlaganfallpatien ten. In: Notfallmedizin, Jg. 27, H 2, S 42 – 46.

60. Wiesner G. u. a. (1999): Schlaganfall: Prävalenz, Inzidenz, Trend, Ost West – Vergleich. Erste Ergebnisse aus dem Bundes-Gesundheits sur vey1998. In: Gesundheitswesen , Sonderheft 2, Jg. 61, S. 79 – 84.

Tabellenverzeichnis

Tabelle   Seite

1   Shift in stationäre Pflegeeinrichtungen
           für Schlaganfallpatienten   15

Abbildungsverzeichnis

Abbildung   Seite

Abb. 1   Entwicklung der Mortalitätsrate   7
Abb. 2   Prävalenzrate verschiedener Altersgruppen   8
Abb. 3   Verstorbene je 100 Patienten   9
Abb. 4   Verteilung gesundheitlicher Auswirkungen   10

Abkürzungsverzeichnis

WHO   Weltgesundheitsorganisation

ICF   Krankheitsklassifikationssystem der WHO

Verzeichnis der Gesetze, Rechtsverordnungen

SGB IX (2001), Sozialgesetzbuch Neuntes Buch – Rehabilitation und Teilhabe
       behinderter Menschen (Sozialgesetzbuch IX 2001 v. 19. Juni 2001, BGBl.
       I S. 1046